Serie: Nutrición y Salud

Vence la Enfermedad con Alimentos que Curan

Prevención nutricional y curas
confiables para restaurar
tu salud naturalmente

Dr. Jacob T. Morgan

Copyright © 2017 Dr. Jacob T. Morgan

Copyright © 2017 Editorial Imagen.
Córdoba, Argentina

Editorialimagen.com
All rights reserved.

Todos los derechos reservados. Ninguna parte de este libro puede ser reproducida, almacenada en un sistema de recuperación, o transmitida en cualquier forma o por cualquier medio, ya sea electrónico, mecánico, fotocopia, grabación, escaneo, o de otra manera, sin el permiso previo y por escrito del editor.

Todo el material contenido en este libro se proporciona solamente para los propósitos educativos e informativos. No se asume responsabilidad alguna por cualquier resultado o resultados derivados del uso de este material. Aunque cada intento se ha hecho para proporcionar información que sea precisa y eficaz, el autor no asume ninguna responsabilidad por la exactitud o uso / mal uso de esta información.

Fotografía de portada por Valeria Aksakova - Freepik.com

CATEGORÍA: Salud/Dieta y Nutrición

Impreso en los Estados Unidos de América

ISBN-10: 1-64081-046-3
ISBN-13: 978-1-64081-046-4

ÍNDICE

Introducción   1
    La mejor defensa que le puedes dar a tu cuerpo   2
    Los médicos no nos enseñan cómo vencer la enfermedad a través de la nutrición   3
    Empodérate para combatir la enfermedad con los alimentos   4
    Acomoda tu plan de nutrición según tus necesidades   6
    Es hora de que estés en control de tu salud   7

1. El problema con la actual administración de la salud   9
    Recuerda que tienes opciones   14

2. Métodos naturales para aumentar tu salud a niveles óptimos   17
    Dormir   18
    Ejercicio   20
    Nutrición   21
    Alivio del Estrés   22
    Eliminación de Conductas Arriesgadas   24

3. La base para una salud nutricional antes de que la enfermedad se establezca   27
    Eliminando los alimentos que son tóxicos para el cuerpo   30
    Adoptar un plan nutricional básico impulsado por la salud   32

4. Secretos de nutrición para diabéticos   35
    Lo que no debes comer como diabético   42
    Los alimentos que son malos para la glucosa en la sangre incluyen: 43
    Alimenta tu cuerpo con el alimento adecuado para la diabetes   44
    Hay ciertos alimentos que son excelentes para los diabéticos.   44

5. Nutrición para prevenir y revertir la enfermedad cardíaca   **49**

Elimina de tu dieta los alimentos que forman placas   50

Alimentos agregados que eliminan la placa y aumentan la salud del corazón   54

6. La Nutrición que combate la inflamación   **57**

Alimentos tóxicos que causan brotes de inflamación   59

Sana tu cuerpo a través de alimentos no inflamatorios   61

7. Nutrición para aumentar tu memoria   **65**

Librar tu cuerpo de las toxinas que roban tu memoria   66

Obtén muchos de estos alimentos para aumentar la función cerebral   69

Otros alimentos flavonoides que deseas agregar a tu dieta son: 71

8. Nutrición para el control y la curación del cáncer   **73**

Libérate de las toxinas que causan el cáncer.   78

¿Qué tipos de cánceres causan las dietas altas en azúcar?   80

Cómo prevenir el crecimiento de las células cancerosas   81

Conclusión   **85**

Bibliografía   **87**

Más Libros del Autor   **91**

Más Libros de Interés   **92**

Introducción

Millones de personas están sufriendo innecesariamente hoy en día porque se les ha persuadido que la medicina tradicional es su única esperanza.

Estamos aguantando al cáncer, la diabetes, diferentes inflamaciones, enfermedades cardíacas, falta de memoria y muchas otras enfermedades.

¿Eres una persona que actualmente está combatiendo alguna enfermedad o eres proactivo en la búsqueda de medidas preventivas para que no te enfermes en el futuro?

El triste hecho es que la mayoría de la gente espera hasta que sea demasiado tarde para empezar a buscar formas de revertir la enfermedad, y ¡eso no es tu culpa! Es a lo que estamos acostumbrados desde una temprana edad.

Vas al médico a obtener las vacunas básicas y visitas al doctor para una prescripción cuando estás enfermo.

Desafortunadamente, esta fórmula es una receta para el desastre. Tienes que hacer más que simplemente lavar tus manos de gérmenes y obtener tus inmunizaciones para mantenerte libre de enfermedades que alteran la vida y que pueden deteriorar tu calidad de vida, o peor aún, ¡matarte!

La mejor defensa que le puedes dar a tu cuerpo

Podrías estar pensando que la protección de la que estoy hablando se trata de una vacuna anual contra la gripe o algún costoso examen de detección temprana. Y estos son beneficiosos para tu salud, no hay duda de ello, pero no se comparan con la potencia de lo que puedes hacer a nivel celular.

Las células son el único elemento que pueden protegerte o debilitarte y dejarte vulnerable a invasores y mutaciones peligrosas, como por ejemplo el cáncer.

¿Qué necesitan tus células para sobrevivir y prosperar? Necesitan una buena nutrición. Tus hábitos alimenticios pueden determinar si tus células tienen o no la resistencia para luchar contra los invasores y mantenerte sano por más tiempo.

Sin embargo, es un proceso complejo si no sabes lo que estás haciendo. El azúcar, por ejemplo, es algo que las células sanas necesitan para funcionar correctamente, pero demasiada azúcar daña tu salud y permite que elementos vitales como las células cancerosas los usen como combustible para propagar la enfermedad a todo tu cuerpo.

Los médicos no nos enseñan cómo vencer la enfermedad a través de la nutrición

Un médico puede darte el consejo de comer más sano, pero no se va a tomar el tiempo de sentarse y hablar contigo para explicarte cómo la comida realmente afecta tu cuerpo entero.

1. No es posible debido a limitaciones de tiempo y

2. No le conviene a él ni tampoco a todo el sistema sanitario verte solamente una vez al año.

Ahora bien, no estoy diciendo que a los médicos les guste que sus pacientes estén enfermos. Pero es un hecho que ellos, y las compañías farmacéuticas, amasan una cantidad increíble de dinero con el hecho de que tú no estás usando la acción preventiva para evitar la enfermedad.

Por supuesto, hay algunos médicos de buen corazón por ahí que se tomarán el tiempo para advertirte sobre tu estilo de vida y los cambios que debes comenzar a implementar, pero aun así, solo tienen tiempo para indicarlo, y depende de ti salir y encontrar las respuestas adecuadas.

Empodérate para combatir la enfermedad con los alimentos

Me cansé de ver a tantos individuos perdidos buscando sin rumbo consejos en línea, tratando de averiguar cómo curar la inflamación, qué comer cuando se le ha dado un diagnóstico de cáncer, o qué alimentos ayudan a revertir la enfermedad cardíaca.

La mayoría de la gente pregunta a cualquier persona en línea, y algunas de las respuestas que vi eran simple y llanamente aterradoras. Tal vez no lo sepas, pero todos esos consejos online ¡podrían ser escritos por un troll de Internet a cargo de un niño de 13 años! Tienes que tener mucho cuidado al buscar consejos sobre la salud en cualquier parte del gran universo online.

En este libro mi objetivo número uno es ayudarte a aprender un proceso de dos pasos:

Paso 1: Eliminar o moderar los alimentos tóxicos que están ayudando al enemigo.

Paso 2: Proveer a tus células los alimentos que luchan en tu defensa.

No te voy a decir "¡tienes que renunciar a esto y aquello para siempre!" Eso sólo provocaría una acción contraproducente.

Pero cuando reemplazas la mayoría de tus comestibles con productos y otros alimentos que proveen a tus células con energía y fortaleza, comienzas a perder las ansias y antojos para luego empezar a sentir más energía y salud.

Acomoda tu plan de nutrición según tus necesidades

No hay una sola manera de comer saludablemente en un esfuerzo para prevenir la enfermedad. Algunas personas se enferman con cada resfriado común que encuentran y otros son tan saludables como un búfalo (hasta que reciben un diagnóstico de algo serio que les cambiará la vida para siempre).

Algunas de ustedes estarán en forma y delgadas, otras estarán con sobrepeso y fuera de forma. Muchas de ustedes conocen sus riesgos hereditarios y quieren cortar la enfermedad antes de que se arraigue en el cuerpo. Otras ya han estado viendo síntomas y necesitan utilizar todas las opciones disponibles que tienen a favor para luchar contra lo que se asoma en el horizonte y mantener la salud de sus cuerpos.

En este libro descubrirás:

•	Un Plan Preventivo de 5 puntos (incluyendo nutrición) que puedes utilizar para aumentar tu salud instantáneamente.

•	Cómo diseñar un plan alimentario fundamental si nunca te han diagnosticado una enfermedad grave hasta la fecha.

- Lo que puedes hacer para prevenir o revertir la diabetes usando los alimentos como fuente principal de estabilización de la insulina.

- Cómo eliminar la acumulación de placa en tus arterias usando alimentos (y detener al asesino número uno de hombres y mujeres en los Estados Unidos: la enfermedad cardíaca).

- Maneras en que puedes aliviar el dolor y la inflamación al ajustar tu plan de comidas para reemplazar esos alimentos irritantes.

- Cambios sencillos que puedes hacer a tu dieta para preservar la memoria a corto y largo plazo.

- Cómo hacer morir de hambre a las células de cáncer utilizando opciones de alimentos para que tus células sanas tengan el poder de detener y destruirlas en todo tu cuerpo

Es hora de que estés en control de tu salud

¿Vas a quedarte sentada allí y esperar hasta que algo se te venga encima para que luego corras a tu médico con la esperanza de que él pueda escribir una prescripción para la cura?

¿O quieres evitar toda esa ansiedad y dolor aprovechando la riqueza de los nutrientes que se encuentran en los alimentos que pueden estabilizar tu cuerpo y superar las enfermedades invasivas?

Este libro te ayudará a hacerlo. No lo veas como una dieta, no se trata de sacrificar uno de los placeres más agradables de la vida. Esto se trata sobre lo que puedes dar a tu cuerpo.

Nunca lo olvides: hay una guerra en tu cuerpo a nivel celular. Es posible que no puedas verlo con los ojos, pero tus células te están suplicando que las respaldes para que puedan protegerte.

En este momento hay una buena probabilidad de que una enfermedad se está desarrollando en algún lugar dentro de ti. Lo que cenas esta noche podría ser el punto de partida donde se invierta la situación y la salud de tu futuro se decida.

1.

El problema con la actual administración de la salud

Katricia Kelly estudió en el Instituto de Nutrición Integrativa y es la propietaria de "Rock Your Body Wellness", empresa con la cual ha creado una línea de productos naturales de baño y cuerpo llamada Body Kandy. Ella nos comparte su historia:

"¡Ya no voy a tener que usar mi inhalador otra vez!" Eso es lo que me dije a mi misma un año después de que me diagnosticaron asma en el 2010. En el verano del 2011 decidí estudiar una carrera y cambiar mi estilo de vida, así que me inscribí en un programa de entrenamiento de salud para aprender más sobre nutrición. Durante ese tiempo hice una extensa investigación sobre el asma, algunas de las causas, efectos secundarios y si había curas naturales.

Descubrí que una dieta basada en plantas era muy beneficiosa para las personas con asma. Las dietas ricas en carne, especialmente las carnes grasas como la carne de res y el cerdo pueden ser grandes desencadenantes del asma. Una dieta que consiste en frutas frescas, verduras, nueces, avena, arroz integral y granos enteros es mucho mejor. También encontré que debía incluir cantidades significativas de proteína.

Inmediatamente comencé a incorporar más comidas veganas a mi alimentación diaria hasta que me sentí cómoda con el cambio. Empecé a comer como vegana en aproximadamente un 75% del total de comidas y vi los resultados en unos 30 días. Para ese entonces ya no necesitaba mi inhalador y no lo he usado desde entonces.

Nadie sabe realmente qué causa el asma, pero es

importante saber algunos de los disparadores y qué evitar. En mi caso, la causa sigue siendo desconocida, ya que no he tenido asma hasta que llegué a los 40 años.

Me di cuenta que me faltaba el aire inmediatamente después de comer o beber ciertos productos tales como diferentes postres, vino, cacahuetes y queso. Descubrí que el consumo diario de estos elementos puede desencadenar el asma, además de otros elementos (de los cuales hablaremos en detalle en este libro).

El asma también puede ser provocado por el tabaquismo, las alergias, la caspa de mascotas, los ácaros del polvo e incluso el estrés. Falta de aire, sibilancias y opresión en el pecho son algunos de los síntomas entre las personas con asma.

Es importante no diagnosticarse a sí mismo, sino buscar consejo médico, como yo lo hice, con cualquier tipo de malestar físico.

Como la raíz de mi incomodidad se reveló, mi determinación para deshacerme de ella creció fuerte y lo hizo mi amor por los alimentos enteros y un estilo de vida saludable. Lentamente comencé a perder más y más kilos de sobrepeso hasta el día de hoy.

Primordialmente para mí toda esta experiencia fue un proceso de eliminación. Hasta hoy en día mantengo un registro de lo que me molesta y lo que no lo hace, y evito los productos que me causan incomodidad tanto como sea posible".

En los capítulos que siguen podrás leer acerca de los productos específicos que usó Katricia para sanar su condición, los cuales forman parte de su dieta diaria.

Vivimos en una sociedad donde el tratamiento predomina sobre la prevención, donde la comunidad médica rechaza (o esconde) los tratamientos naturales, y donde los consumidores tienen que tomar las cosas en sus propias manos si quieren conocer sus opciones.

Cuando se trata de tu salud, tú necesitas saber que no estás a la merced de tu genética y no tienes que depender de tratamientos repletos de drogas para todo.

Tampoco es bueno no hacer nada hasta que algo malo suceda, necesitas tomar un enfoque preventivo para tu salud aún si estás buscando solucionar algún problema que ya haya surgido.

Los médicos rara vez hablan en profundidad sobre la Medicina Preventiva. Muy pocos de ellos se sientan con sus pacientes para ayudarles a elaborar un régimen de medicina preventiva.

No hay dinero en pacientes sanos, por lo que está en tu mejor interés, como así también el de las compañías farmacéuticas, tratarte después de que ya hayas adquirido alguna enfermedad.

No todo es una conspiración, sin embargo. No hay tiempo suficiente para sentarse con un paciente para confeccionar un plan personalizado, no cuando ves la sala de espera llena de pacientes enfermos.

Tú, como consumidor, tienes que tomar el control y enterarte por ti misma. Sin duda puedes preguntarle a tu médico acerca de sus recomendaciones para la prevención de enfermedades, pero es probable que reciba respuestas muy generales y genéricas, y sin detalles que lo respalden.

Hoy en día se depende tanto de las prescripciones que los Centros para el Control de Enfermedades han emitido advertencias sobre el uso excesivo de antibióticos, por ejemplo.

En lugar de que los médicos te enseñen cómo mantener tu sistema inmunológico fortalecido para que no te enfermes, por ejemplo, ellos simplemente esperan.

Cuando ya tienes algunos síntomas, entonces sacan su talonario de recetas médicas para anotarte una prescripción que de seguro incluirá algún antibiótico y esteroide, y quizás una que otra medicina para la tos con el fin de calmar los síntomas.

Recuerda que tienes opciones

Definitivamente hay maneras naturales de tratar cosas como esta, el calmar una tos, por ejemplo, pero no lo sabrás del médico (ni del farmacéutico), porque no es allí donde está el dinero.

Imagínate si supieras cómo tratar la gripe por tu cuenta. Tu médico no podría mantener tu consulta abierta si ¡todos estuvieran armados con esa información! Así que te mantienen desinformado.

Las recetas médicas son caras, ya sea que lo pagues en efectivo, o lo pague tu mutual o compañía de seguros. Eventualmente sale de tu propio bolsillo a través de los impuestos que aumentan con el pasar de los años.

Hay muchas maneras de tratar y prevenir la enfermedad, y la comida es una de esas fuentes. Sanar tu cuerpo (o fortalecerlo) desde adentro hacia afuera, te ayuda a desarrollar células que pueden combatir la enfermedad antes de que se arraiguen en tu sistema.

También hay medidas alternativas y holísticas que puedes tener en cuenta para crear tu propio plan de tratamiento y sanación. Es posible que quieras una combinación de prevención de enfermedades, tanto naturales como también tradicionales.

O por ejemplo, inmunizas a tus hijos contra la enfermedad para ayudar a protegerlos. Pero también les enseñas cómo lavarse las manos para prevenir la propagación de gérmenes, y los alimentas con provisiones que ayudan a mantenerlos sanos y evitar ataques de gérmenes.

Puedes hacer lo mismo con la enfermedad. Cuando se trata del cáncer, por ejemplo, debes consumir muchos antioxidantes, pero también deberías hacerte los estudios para detectar cualquier enfermedad que pueda llegar a producirse.

Si llegas a desarrollar la enfermedad, probablemente te embarcarás en un viaje para obtener el mejor tratamiento médico disponible en el sentido tradicional.

Este libro ha sido escrito con el fin de que tengas los recursos necesarios para

Pelear contra cualquier enfermedad, pero también para sanar de manera natural cualquier dolencia que estés viviendo.

*****

2.

Métodos naturales para aumentar tu salud a niveles óptimos

Para administrar mejor tu salud, necesitas considerar un enfoque de cinco pasos que pueden ayudarte para prevenir enfermedades y sanar tu cuerpo. Vamos a repasar los cinco puntos ahora, pero luego apartaremos el más importante para enfocarnos en el tema con más profundidad: la nutrición.

Dormir

Obtener suficiente descanso es imprescindible para permitir que el cuerpo haga su trabajo de reparación a nivel celular. Muchas personas sufren de problemas del sueño, algunos ligeramente y algunos otros sufren de insomnio extremo.

Es un hecho probado que aquellos que no duermen lo suficiente a menudo sufren alguna consecuencia por ello, como un mayor riesgo de diabetes, hipertensión arterial y enfermedades coronarias.

Esto es sólo una parte del problema. Estas mismas personas a menudo están muy estresadas porque no están recibiendo suficiente descanso, por lo que terminan en una profunda depresión.

Cuando estos factores se combinan, esto conduce a una esperanza de vida muy corta. Afortunadamente, esto es algo que tú puedes controlar naturalmente, ya que no requiere de peligrosos somníferos.

Comienza con una mejor higiene del sueño. Echa un buen vistazo a cómo duermes. ¿Es tu habitación lo suficientemente fresca? ¿Es tranquila y oscura? ¿Tus sábanas, almohadas, colchón y mantas, son cómodas?

¿Qué haces antes de acostarte? Cualquier actividad antes de dormir no debe ser estimulante para tu mente.

Lee, toma un baño, pero hagas lo que hagas, mantente alejado de cualquier aparato electrónico. Si has hecho todo eso y aún no estás durmiendo como deberías, entonces puedes emplear la nutrición para ayudarte a conseguir un mejor sueño.

Los alimentos ricos en antioxidantes te ayudan a dormir más. Asegúrate de que lo que comes esté lleno de vitamina C y selenio. Esto es perfecto para aquellos que no duermen lo suficiente, pero ¿qué pasa con aquellos que duermen y de todos modos todavía se sienten cansados?

A veces la calidad del sueño es lo que marca la diferencia.

Trata de comer unos 30 gramos de chocolate negro y añadir un poco de pavo y huevos a tu régimen nutricional. Esto ayudará a enviarte a ese sueño profundo y relajante que necesitas para despertar sintiéndote renovada y con la energía necesaria para afrontar el día.

Ejercicio

Mover tu cuerpo es una gran manera natural de evitar la enfermedad y revertir los problemas de salud que puedas tener. Los investigadores saben que el ejercicio tiene la capacidad de prevenir y curar enfermedades del corazón.

También ayuda a revertir la diabetes, y muchas personas descubren que pueden dejar la insulina debido a su plan combinado de nutrición y ejercicio. Caminar en una cinta de correr que ayuda a tu ritmo cardíaco también puede beneficiarte si tienes presión arterial alta.

En cuanto a la prevención, los que hacen ejercicios tienen un menor riesgo de desarrollar cáncer de colon. Y si la osteoporosis es una preocupación, entonces mover tu cuerpo te ayudará a fortalecer y no a debilitar tus huesos.

Lo mejor es hacer alguna actividad que involucre todo el cuerpo Cuando te dedicas a ejercicios cardiovasculares, como trotar o movimientos aeróbicos, entonces tu corazón gana fuerza, tu presión arterial se mantiene bajo control y tus niveles de colesterol se benefician.

Lo creas o no, tu nutrición en gran medida juega un papel importante en el éxito de tu entrenamiento. Tu cuerpo utiliza los alimentos como combustible para ayudarte a lograr tus entrenamientos, y también te ayuda a recuperarte de ellos.

Los carbohidratos son muy importantes para las personas que realizan altos niveles de actividad. Y son los aminoácidos en la proteína los que ayudan en la reparación de los músculos cuando estos se rompen al ejercitar para aumentar tu fuerza.

Nutrición

Vamos a entrar en esto en mucho más detalle en breve, pero vamos a explicar cuán importante es la comida para tu bienestar.

Al crecer probablemente escuchaste pequeños fragmentos de consejos, como por ejemplo cómo el caldo de pollo ayuda a curar un resfriado.

¡Y no es un cuento! Los investigadores del Centro Médico de la Universidad de Nebraska en Omaha descubrieron que las propiedades que se encuentran en el caldo de pollo realmente suprimen los síntomas de un resfriado común.

Hay muchas maneras en que los alimentos pueden ayudar a tu cuerpo.

Ya has visto algunas de las propiedades curativas, como la proteína necesaria para que tus músculos se curen después de un tiempo de ejercicios o entrenamiento.

También puedes aumentar tu sistema inmunológico, aumentar tu retención de memoria y mantener a raya a muchas de las principales enfermedades (diabetes, enfermedades del corazón, cáncer, etc.) mediante el uso de alimentos para fortalecer el cuerpo a nivel celular.

Alivio del Estrés

El estrés es uno de los principales problemas que sufren los hombres y las mujeres (e incluso los adolescentes) hoy en día, lo que resulta en mala salud. De hecho, se estima que el 70-90% de todas las visitas al médico se originan del estrés.

El estrés comienza como una reacción en el cuerpo que tú ves como algo mental. Es la reacción de tu mente a algo que te enoja o te entristece. Pero la realidad es que tu cuerpo está experimentando una reacción física por debajo de la superficie.

Cuando experimentas estrés, tu sistema se está inundando de cortisol, la hormona "lucha o huye". Esto no es dañino de vez en cuando, pero si sufres de estrés diario crónico, comienza a afectar todo tu cuerpo, y comenzarás a ver mayores síntomas de enfermedad.

Por ejemplo, el estrés afecta directamente a los niveles de insulina. Tiene la capacidad de mantener tu presión arterial elevada a niveles peligrosos. También obstaculiza tu oportunidad de evitar (o recuperarte de) el cáncer.

El Instituto Nacional del Cáncer informa que hay pruebas de que el estrés afecta los resultados clínicos para llegar a estar libre de cáncer con tratamiento. El estrés también causa problemas de salud comunes, incluyendo:

- Gripe
- Insomnio
- Problemas digestivos
- Problemas urinarios

- Infertilidad

- Dolores de cabeza

Debes tenerlo bajo control antes de acudir a un médico para obtener ayuda con su talonario y que te recete algún medicamento. ¿Cuál es la mejor manera de hacer eso? Puedes seleccionar entre muchas opciones.

Puedes hacer ejercicio para liberar endorfinas, buscar comidas saludables, las cuales proporcionan un estado de ánimo calmado, aprender técnicas de relajación de la mente como la programación neuro-lingüística, la técnica de libertad emocional, o incluso la meditación. Si sólo necesitas un poco de ayuda, puedes recurrir a la aromaterapia o al masaje para el alivio del estrés.

Eliminación de Conductas Arriesgadas

Una de las mejores cosas que puedes hacer por tu salud es deshacerte de los riesgos que estás tomando. Aumentar los comportamientos saludables (como el alivio del estrés, la nutrición, el sueño y el ejercicio) son sólo parte de la ecuación.

¿Qué puedes eliminar?

Beber siempre se promociona en artículos médicos como tener la capacidad de beneficiarnos. Si bien es cierto que tomar alcohol en moderación se ha demostrado que beneficia la salud del corazón, el uso excesivo sólo contribuye a la probabilidad de enfermedades.

Fumar nunca es bueno, independientemente de lo que le dijeron a la gente en los viejos tiempos. Ahora sabemos lo perjudicial que es para ti y para los que te rodean. No sólo estás aumentando tus posibilidades de desarrollar una enfermedad pulmonar, sino que, debido a que constriñe el flujo de sangre, te hace más propensa a las enfermedades del corazón.

Usar medicamentos –recetados o no- con el tiempo afectará tu cuerpo. Tus células no pueden recuperarse rápidamente luego de un estado inducido por fármacos, por lo que todo tu cuerpo se debilita contra la infección y la enfermedad.

Comportamientos sexuales arriesgados también son muy comunes. Mientras que podrías pensar que algo como el herpes simple es sólo una molestia, en realidad aumenta el riesgo de adquirir enfermedades graves como el HIV si no tienes cuidado de mantener los brotes bajo control y tu sistema inmunológico alto.

Como puedes ver, tienes toda una serie de opciones disponibles para ayudar a prevenir y revertir la enfermedad. Desafortunadamente, la mayoría de nosotros no vivimos un estilo de vida saludable, simplemente corremos al médico una vez que algo malo sucede.

Si estás cansada de vivir así y lista para depender más de ti misma que de un talonario de recetas médicas, entonces es hora que encuentres un buen punto de partida para empezar a administrar tu salud.

La nutrición es el arma más poderosa que tienes contra la enfermedad, y es algo en lo cual de todos modos tienes que involucrarte todos los días. Nadie te va a pedir que dejes tus comidas favoritas para siempre.

La clave es agregar nutrientes y, siempre que sea posible, optimizar tu menú para que tus células tengan la oportunidad de florecer, logrando que las toxinas no saludables en tu cuerpo sean eliminadas y no puedan seguir haciendo más daño.

*****

3.
La base para una salud nutricional antes de que la enfermedad se establezca

Cuando estés listo para adoptar un cambio de estilo de vida en el que desees utilizar los alimentos para nutrir y sanar tu cuerpo en lugar de solo para tu comodidad y subsistencia, significa que tendrás que analizar con mucho cuidado lo que estás consumiendo, lo que hay que eliminar y lo que puedes agregar para obtener una mejor calidad de vida.

Eso fue lo que hizo Katricia Kelly cuando decidió buscar una cura natural para su asma. Ella comparte lo siguiente:

"Aquí hay una lista de algunos de mis alimentos favoritos, los cuales disfruto semanalmente, algunos de ellos tienen buenas fuentes de proteínas (enumeradas en gramos) por porción:

Quinoa - 6 gramos

Nueces, anacardos y almendras - 5 a 8 gramos

Aguacate - 10 gramos

Patata dulce - 5 gramos

Espinacas - 5 gramos

Brócoli - 5 gramos

Frijoles de garbanzo (Hummus) - 14.5 gramos

Harina de avena - 6 gramos

Granos brotados - 7 - 10 gramos

Mantequilla de nuez - 8 gramos

Cannellini frijoles 13-15 gramos

Pepinos

Col rizada

Manzanas

Pomelo

Rúcula

Lentamente he comenzado a añadir algunas aves y peces de vez en cuando, según mi cuerpo me lo pida. Creo que siempre debes escuchar lo que tu cuerpo te está diciendo.

Durante los meses más fríos necesito un poco más de calorías, y eso está bien, solo hago todo lo posible para seleccionar alimentos que no vengan enlatados ni procesados tan a menudo como sea posible, sino que sean frescos y orgánicos.

Yo no como 100% vegano y no estoy segura de querer hacerlo alguna vez, pero los pequeños cambios que he incorporado me han dado resultados sorprendentes".

Si verdaderamente deseas adoptar un cambio de estilo de vida en el que puedas utilizar los alimentos para nutrir y sanar tu cuerpo en lugar de solo pensar en ellos para alimentarte, hay dos pasos que necesitas tener en cuenta para este proceso.

En primer lugar, deshacerse de los alimentos que están dañando tu cuerpo desde un nivel celular.

En segundo lugar, comenzar a nutrirte de alimentos que ayudan a aumentar la capacidad del cuerpo a sobrevivir y prosperar.

Eliminando los alimentos que son tóxicos para el cuerpo

Vivimos en una cultura donde cada día más ingredientes y alimentos procesados se añaden a nuestras comidas de tal manera en la que rara vez, o quizás nunca, somos conscientes de ello. A veces hemos sido criados para recurrir a ciertos alimentos por comodidad, por lo que no vemos una rosquilla (donut) como una toxina, sino como algo que nos da placer.

El GMS es conocido también como glutamato monosódico. Se encuentra mucho en la comida china, pero también se encuentra en las carnes procesadas que comes, así como también en algunos alimentos enlatados como sopas y verduras.

Este es un aditivo a los alimentos que puede crear una reacción tóxica en tu cuerpo, como dolores de cabeza, náuseas, fatiga, dolor en el pecho y mucho más. No todo el mundo tiene una mala reacción, pero incluso si sientes un malestar leve después de comer GMS, lo mejor es deshacerte de él en tu dieta diaria.

La sal es un ingrediente que puede dañar tu salud. Rutinariamente agregamos sal adicional a nuestras fuentes de alimento, y esto no es necesario. Casi todos los alimentos (incluso los dulces) contienen sal.

Las pautas dicen que si tienes 50 años o menos, deberías limitar tu consumo de sal a 2.300 miligramos por día. Si tienes más de 50 años, deberías consumir casi la mitad: alrededor de 1.500 miligramos por día.

Nunca dejes de consumir la sal por completo, porque sufrirás de efectos secundarios negativos al igual que sucede cuando consumes demasiada sal. Necesitas el equilibrio justo.

El azúcar no sólo se encuentra en los dulces. Está oculto en muchos alimentos aparentemente saludables, como alimentos bajos en grasa y los alimentos 'light'. Incluso algunos alimentos etiquetados como integrales están llenos de gramos de azúcar, por lo que uno tiene que estar atento a lo que consume. Se ha informado de que los estadounidenses suelen comer 1.360 gramos de azúcar por persona por semana. ¿Cómo afecta esto a la salud? No sólo daña el sistema inmunológico, sino que también alimenta las células cancerosas, contribuye a la obesidad (y a la diabetes), y aumenta el riesgo de enfermedad cardíaca.

El gluten también es un ingrediente que provoca una reacción negativa en la salud de muchas personas. Hay muchos planes de salud que tienen los granos integrales como un elemento básico de sus planes de alimentación, pero el gluten se encuentra en estos granos y puede causar que tengas reacciones alérgicas que complican la salud.

Adoptar un plan nutricional básico impulsado por la salud

A menos que ya estés sufriendo de una enfermedad seria, entonces debes esforzarte por llevar una dieta saludable, de estilo mediterráneo. Este tipo de dieta le brinda a tu cuerpo los alimentos que necesita para proteger tus órganos y la salud en general.

Se basa en una dieta saludable para el corazón, pero si sigues este tipo de régimen nutricional, también estarás ayudando a otras partes de tu cuerpo. Una dieta mediterránea consiste en:

- Frutas
- Verduras
- Cereales
- Nueces
- Aceite de oliva
- Semillas
- Legumbres
- Frijoles
- Hierbas y especies

Deberías comer pescado sano un par de veces a la semana, productos lácteos y aves periódicamente, y la carne roja y alimentos azucarados con poca frecuencia. Aunque los granos integrales (enteros) son una parte principal de este estilo de comer, eso no significa que tienes que comer granos llenos de gluten. Puedes comer granos sin gluten como maíz, quinoa, arroz silvestre, mijo y alforfón.

Puede ser que la enfermedad ya haya afectado tu vida. A continuación echemos un vistazo a cinco problemas de salud comunes y cómo tu plan de nutrición puede ayudarte a tratarlos o a curarlos del todo.

4.

Secretos de nutrición para diabéticos

El doctor Jay Wortman, MD, cuenta la historia de cómo se deshizo de su desenfrenada diabetes tipo 2 usando un simple cambio dietético. Diez años más tarde todavía está libre de esa enfermedad y no necesita ninguna medicación:

"Soy médico y practiqué medicina clínica por un

tiempo. Estaba bastante familiarizado con la diabetes en ese momento porque había estado trabajando en la salud pública, luego en la administración y eventualmente en tareas de investigación, pero en el camino me dejé estar en cuanto a la salud.

No cuidé de mí mismo, así que aumenté de peso. Tengo antecedentes familiares de diabetes, así que hay mucha diabetes por el lado de mi madre, de la familia de mis abuelos. Así que tenía una fuerte historia de diabetes en mi familia, y cuando cuento mi experiencia la gente piensa que como doctor seguro que yo tenía en cuenta estos riesgos y hacía un mejor cuidado de mi salud, pero tal vez debido a la tensión de mi trabajo, que podría ser una de mis excusas, mi cuerpo se vio atacado con diabetes tipo 2. Cuando me enteré creo que estaba en negación, porque cuando me di cuenta de que tenía diabetes me hice una prueba, pero descubrí que tenía todos los síntomas: tenía visión borrosa, estaba cansado, vivía con sobrepeso, me levantaba varias veces en la noche para ir al baño, tenía sed todo el tiempo, etc. La cuestión es que tenía todos los síntomas, hasta que finalmente me di cuenta que probablemente había tenido diabetes tipo 2 por mucho tiempo.

Y luego hice pruebas con mi sangre, por supuesto, y

las mismas indicaban que los niveles de azúcar estaban muy altos.

Fue muy impactante para mí. Me sentí bastante aturdido, y me preguntaba ¿cómo pude ser tan estúpido de no darme cuenta? Y también me reprochaba por qué tardé tanto tiempo para averiguarlo, pero probablemente lo que más me disgustó fue que yo tenía un hijo pequeño de tan sólo 2 años, mi primer hijo, que fue cuando yo tenía 52 en ese momento.

Y yo sabía demasiado acerca de la diabetes, sabía que la esperanza de vida es más corta, que existen altos riesgos de enfermedades cardiovasculares. Sabía demasiado como médico y todos estos pensamientos estaban en mi mente, que yo no iba a vivir lo suficiente para ver a mi hijo crecer y todo ese tipo de cosas. Fue un tiempo muy oscuro para mí.

Pero lo que ocurrió fue que como no había estado involucrado en la práctica clínica durante un tiempo, sentí que debería leer un poco para conseguir ponerme al día sobre el tema de la diabetes, sus tratamientos y esencialmente averiguar qué fármaco debería conseguir, y necesitaba un poco de tiempo para hacer eso. Sabía que no lo había hecho hasta ese momento y que por esa razón mi azúcar en la sangre era demasiado alta.

Fue durante ese tiempo, mientras estaba tratando de averiguar qué hacer, que decidí que iba a dejar de comer hidratos de carbono, porque sabía que los hidratos de carbono hacen que el azúcar en la sangre suba. Pero durante mis días de estudiante y mientras practiqué la profesión, nunca se me había ocurrido el eliminar los carbohidratos como una terapia para la diabetes.

Nunca se me ocurrió eso como una terapia, es un consejo que nunca le di a un paciente y que nunca me han enseñado ni dado directrices para hacerlo en mis días de estudiante ni tampoco como profesional.

Así que en ese momento eliminé los carbohidratos de mi dieta, pero no lo hice como una terapia, sino para ganar algo de tiempo, porque no quería que los niveles de azúcar en mi sangre sigan estando demasiado altos hasta que encontrara qué medicamento debía tomar.

Tan pronto como dejé de consumir hidratos de carbono el azúcar en la sangre se normalizó, comencé a sentirme mejor y todos mis síntomas desaparecieron. También empecé a perder alrededor de una libra por día, lo que realmente me sorprendió.

Siempre me han enseñado que no debes bajar de peso demasiado rápido, y eso es probablemente porque a menos que hagas una dieta baja en carbohidratos eso es imposible.

Dejé de comer todos los alimentos ricos en almidón, las pastas, las patatas, pan, arroz y cualquier cosa que fuera dulce, todos aquellos alimentos llenos de azúcar incluyendo algunas frutas.

Comencé a consumir carnes de pescado, aves de corral y grasas lácteas como mantequilla, queso y muchos vegetales no almidonados, por lo que me sentí mejor inmediatamente, perdí mucho peso en unos pocos días y todos esos síntomas se habían ido de mi cuerpo. Mi sentido de bienestar había mejorado, tenía más energía, y todo mi pesimismo empezó a desaparecer.

Me puse tan bien dentro de tan solo unos pocos días que me dio curiosidad saber de este tema, quería entender por qué mi dieta estaba funcionando y porqué yo nunca había aprendido acerca de esto, así que empecé mirando un poco en la literatura para ver si había alguna investigación en esta área, y justo en ese momento Eric Westman publicó su primer estudio sobre la dieta de Atkins, lo cual fue en el año 2002, y que fue un estudio muy simple: poner un grupo de hombres en una dieta baja en carbohidratos, lo que tuvo como resultado que consiguieron una mejor salud, las cosas mejoraron y así sucesivamente.

Así que me puse en contacto con Eric y hablé con él sobre este tema.

Otra cosa que sucedió fue que mi esposa es de aquel tipo de personas que se angustia y se preocupa por todo, así que no le dije que descubrí que tenía diabetes para no preocuparla. Por supuesto que para ese entonces ella se daba cuenta de que no estaba comiendo cualquier cosa, y eso es difícil de ocultar cuando ella es la que está a la derecha de la mesa a la hora de cenar.

Un buen día decidí contarle lo que me estaba sucediendo, y ella en un tono muy calmado, me dijo que estaba bien, que no tenía que preocuparme porque estaba haciendo la dieta Atkins. ¡Ella sabía más sobre la dieta Atkins que yo en ese momento!

Es más, ella ya tenía un libro por ahí en alguna parte y yo nunca me di el tiempo de leerlo. Esa noche me senté, lo miré y sí, efectivamente, eso es lo que estaba haciendo. Eso me animó a seguir haciéndolo.

Y por supuesto, en ese momento el libro acerca de esta dieta no estaba recomendado específicamente para la diabetes, pero luego se publicó uno que fue escrito por Mary Vernon y Jackie, específico para la diabetes.

Diez años después mi diabetes ha desaparecido. Personalmente creo que encontré la dieta perfecta para mí. Luego de descubrir esto y seguir con esa dieta, nunca hasta ahora he tenido que tomar algún medicamento."

Hay un gran concepto erróneo cuando se trata de la nutrición para la diabetes. Algunas personas piensan equivocadamente que todo lo que tienes que hacer es eliminar el azúcar para siempre y que con eso estarás bien.

Eso no es cierto.

Tienes que comer de manera estratégica para mantener tus niveles de glucosa en la sangre en orden. Si eres diabética, significa también que tienes que saber cuándo comer, no tan solo qué comer.

Si saltas algunas comidas puedes empeorar tu diabetes y, sin embargo, comer con moderación y perder peso puede revertir la diabetes para que ya no dependas de la insulina.

Es importante mantener los niveles de azúcar en la sangre en un rango de 70-130 mg / dl sobre una base regular. Debe subir a no más de 180 mg / dl un par de horas después de comer.

Lo que no debes comer como diabético

Lo peor que puedes hacer es privarte de tus comidas favoritas para que acabes atracándote con ellas y hacer que tus niveles de insulina suban a niveles peligrosos.

Sin embargo, también debes hacer mejores elecciones alimenticias siempre que sea posible. Cuando se trata de dulces, por ejemplo, hay opciones especialmente pensadas para los diabéticos. Las patatas fritas no son buenas para ti, pero las patatas al horno son mejores.

Al seguir nuestro plan de eliminar los alimentos tóxicos del cuerpo, en primer lugar echemos un vistazo a los peores alimentos que puedes comer si eres diabética. Se aconseja adherirte a un plan de comidas compuesto principalmente de alimentos que son bajos en el índice glucémico.

Esto significa que estos alimentos aumentan el nivel de tu insulina en menor cantidad. Puedes encontrar la clasificación en este índice de los alimentos para que sepas qué tipos de cambios te causarán en el cuerpo.

Los alimentos que son malos para la glucosa en la sangre incluyen:

- Pan blanco
- Pasta
- Patatas blancas
- Palomitas de maíz (maíz inflado)
- Golosinas
- Cereales
- Sandía
- Piña

Si agregas un alimento alto en el índice glucémico, entonces también puedes equilibrarlo con alimentos más bajos en la escala. Trata de moderar las porciones que consumes, y ten cuidado con los alimentos aparentemente saludables (como pasas de uva), que contienen un volumen no saludable de azúcares naturales.

Al manejar tus comidas, abasteciendo tu cuerpo a través del día con los alimentos que no son perjudiciales a tu salud, también necesitas evitar los refrescos, incluyendo todas aquellas bebidas mal llamadas "light".

Bebe mucha agua en su lugar. Incluso el zumo, que suena sano porque proviene de una fruta, a menudo está lleno de azúcar que puede dañar tus planes de recuperación como diabética.

Alimenta tu cuerpo con el alimento adecuado para la diabetes

Después de librarte de las toxinas que mantienen tu cuerpo en un estado perpetuo de dependencia de insulina, querrás comenzar a revertir este problema de salud alimentando tu cuerpo con alimentos que ayudan a mantener el equilibrio.

Hay ciertos alimentos que son excelentes para los diabéticos.

Comienza intentando agregar verduras de hoja verde oscura en tu plan de comidas; por ejemplo, espinacas con tu tortilla o unas verduras verdes con el almuerzo y la cena.

Este superalimento ayuda a los diabéticos a sentirse

llenos sin sobrecargarlos en carbohidratos insalubres y demasiadas calorías.

La col rizada es una de las mejores verduras de hoja para comer. Pero también hay otros (además de las espinacas).

Puedes intentar una variedad para ver qué sabor prefieres, por ejemplo mostaza parda, berza y los nabos.

Aunque la pizza puede no ser saludable para un diabético, la salsa de tomate sí lo es.

La pasta no suele ser una buena opción, lo que puedes hacer en cambio es comer los tomates crudos o en una salsa vertida sobre pasta integral.

Los tomates son saludables para los diabéticos porque están llenos de vitaminas y nutrientes. Incluyen vitamina E y C, además de muchísimo hierro.

También puedes consumir los tomates en forma de sopa, pero asegúrate de que sea como sea la manera que los consumes, revisa para ver cuánto azúcar añadido está en el producto y cuántos carbohidratos contienen.

Los frijoles son un gran alimento para los diabéticos.

La fibra que contienen es virtualmente sin par. También llenan mucho, y consigues mucho potasio y magnesio en cada porción.

A pesar de que son almidones, están llenos de proteínas, por lo que puedes renunciar a la grasa saturada que se encuentra en la carne y comer frijoles saludables en su lugar. La fibra soluble en los frijoles se une a los carbohidratos y ayuda a retardar el proceso digestivo, manteniendo tus niveles de insulina estables.

Las patatas son un alimento que generalmente no es bueno para los diabéticos. No es el caso de las patatas dulces, que son uno de los superalimentos que los diabéticos pueden comer.

Las patatas blancas tienen un índice glucémico alto, pero las patatas dulces tienen un índice glucémico bajo y están llenas de fibra y vitamina A. Puedes hornearlas enteras o cortarlas como patatas fritas y hornearlas para una merienda saludable.

Si eres diabético, seguir una dieta mediterránea puede ser muy beneficioso para ti, especialmente si comes pescado, el cual es alto en ácidos grasos Omega-3. Eso incluye el salmón y el atún, pero asegúrate de que está cocido de una manera saludable, como horneado o asado.

Cuando se trata de frutas, no todas las frutas son buenas para una persona diabética, pero algunas pueden ayudar, como las opciones de cítricos: naranjas, pomelos, e incluso limones y limas, a las que puedes añadir agua para una opción sabrosa. Con esto obtienes fibra y vitamina C, y ayudas a impulsar tu sistema inmunológico en el proceso.

El pan es una cosa difícil de eliminar, pero el pan blanco es algo que puede causar una subida en la glucosa de tu sangre. En su lugar prueba el pan integral. De esa manera obtienes también algunos ácidos grasos Omega-3, folato y cromo para ayudar a restaurar tu cuerpo.

Algunos de los otros alimentos que son perfectos para los diabéticos incluyen las bayas de todo tipo, por su fibra y nutrientes, así como las nueces y las semillas, las almendras y las semillas de lino, que te llenan de fibra y te ayudan a evitar el hambre durante largos períodos de tiempo.

Los productos lácteos pueden ser difíciles. Sólo asegúrate de elegir un lácteo saludable que no tenga mucho azúcar.

Tú necesitas la vitamina D para mantener huesos fuertes y dientes sanos, pero no quieres un subidón de insulina.

Cuando se trata de comprar alimentos para tratar y revertir la diabetes, aléjate de los alimentos procesados, ya que no ayudarán en nada a tu cuerpo.

*****

5.

Nutrición para prevenir y revertir la enfermedad cardíaca

La enfermedad cardíaca es un problema de salud que se te escapa. Normalmente no sabes que la sufres hasta que comienzas a experimentar síntomas peligrosos. Independientemente de si los médicos ya han confirmado que tienes una enfermedad del corazón o estás tratando de asegurarte de que nunca la tengas, puedes utilizar los alimentos para mejorar la situación en gran medida.

Decimos que existe una enfermedad cardíaca cuando las arterias se están bloqueando, parcial o totalmente, por la acumulación de placa, cortando el suministro de sangre al corazón y causando que porciones de ellas mueran.

La enfermedad cardíaca es el asesino número uno de hombres y mujeres en los Estados Unidos, por lo que definitivamente desearás adherirte a una dieta que ayude a eliminar la placa de tus arterias, incluso si todavía no tienes signos de la enfermedad.

Elimina de tu dieta los alimentos que forman placas

Lo primero que debes hacer es ser amable con tu cuerpo en términos del tamaño de las porciones que consumes diariamente. Puede que administres bien los alimentos "malos" al no consumirlos en grandes cantidades, pero tu cuerpo puede sentirse agobiado si comes lo suficiente como para tres personas cada vez que te sientas a la mesa.

Si estás acostumbrado a consumir enormes porciones, puede ser difícil recortar repentinamente, así que elige alimentos saludables bajos en calorías como las verduras oscuras de hojas de las cuales puedes comer una cantidad ilimitada.

En nuestros pasos para usar la nutrición para luchar contra la enfermedad, primero debes ver lo que necesitas comer menos. Eso incluye grasas trans, como las que se encuentran en los alimentos fritos, la comida chatarra y los productos dulces de panadería.

La carne roja y los lácteos de grasa entera tienen muchas grasas trans, pero puedes elegir mejores opciones, como carnes magras y opciones de leche baja en grasa o descremada.

Ten cuidado con otros productos lácteos como el queso y el helado. Algunos de ellos contienen altos niveles de grasas trans y obstruirán tus arterias rápidamente, al igual que cualquier carne altamente procesada, como las salchichas y la carne embutida.

Siempre que vayas a la tienda trata de comprar tantos ingredientes frescos como sea posible. Los alimentos pre envasados suelen ser altos en sodio (sal), y esto también contribuye a las enfermedades del corazón, así que mantente alejada de ellos. Vamos a hablar en breve de qué frutas y verduras alimentan tu cuerpo, pero también hay algunas que querrás evitar. Es muy bueno comer verduras y frutas, pero no compres paquetes de verdura preparada en salsas a base de crema, o fruta enlatada en almíbar con un alto contenido de azúcar.

Los granos son un elemento básico de una dieta saludable para el corazón, pero no elijas aquellos que han sido procesados y despojados de sus nutrientes. Evita aquellos productos que contengan los granos blancos, tales como el pan blanco, los pasteles, las galletas e incluso algunos muffins aparentemente sanos.

Cuando estés cocinando, evita las grasas que son sólidas a temperatura ambiente, como la mantequilla o la margarina. En su lugar, usa más bien grasas más saludables como el aceite de oliva, que ayudan a revertir los signos de enfermedad cardíaca.

Algunas personas piensan que si un producto tiene "aceite de coco" como un ingrediente, entonces debe ser saludable. Pero el aceite de coco no es amigable para la salud de tu corazón, así que si encuentras algún producto que lo tenga como un ingrediente, aléjate de ellos.

Siempre debes seguir una dieta que mantenga tus niveles de colesterol malo LDL bajos y tus niveles de colesterol bueno HDL alto. Una investigación fue realizada por la Escuela de Salud Pública de Harvard, que encuestó a los estadounidenses y descubrió que los alimentos más comunes y más perjudiciales que consumen para la formación de placas son:

- Queso
- Pizza
- Postres hechos de grano (como tortas)
- Postres hecho de lácteos (como helados)
- Pollo
- Cerdo
- Carne vacuna
- Leche
- Pasta
- Huevos
- Golosinas
- Mantequilla

Por supuesto, cuando ves la lista de arriba, probablemente puedes localizar inmediatamente algunos sustitutos más sanos sólo por escoger opciones bajas en grasa u opciones integrales en lugar de grasa entera o los blancos y procesados.

Alimentos agregados que eliminan la placa y aumentan la salud del corazón

Algunos alimentos dañarán la salud del corazón dependiendo de cómo son cocinados. Por ejemplo, el pollo se puede preparar saludablemente, pero si a la hora de cocinarlo se deja la piel y se fríe, no será saludable en absoluto.

Si has preparado una comida, como una sopa o estofado, y lo estás recalentando como una comida de sobras, trata de sacar la grasa solidificada de la parte superior y tirarla antes de calentar.

Tu corazón necesita un buen equilibrio de carnes magras, frutas, verduras, granos integrales, nueces y semillas. Necesitas mucha fibra para ayudar a eliminar la placa de tu sistema.

Algunos de los mejores granos que puedes consumir son:

- Pan integral y pastas integrales

- Cereales con contenido alto de fibra y avena

- Arroz integral

- Linaza

Las verduras deben ser un elemento básico en tu dieta. Los espárragos y los pimientos (que tienen muchísima vitamina B6) ayudan a mantener bajos los niveles de homocisteína, algo que contribuye a las enfermedades del corazón. Trata de obtener un arco iris de verduras en tu dieta. Combinado con las frutas, debes apuntar a 8 o más porciones por día. Elije opciones frescas, que no estén enlatadas ni tampoco congeladas.

Las nueces, como las almendras, así como las semillas, tienen un efecto saludable para el corazón en tu cuerpo. Éstos son pequeños bocados que llenan, así que puedes tomar un puñado de almendras en vez de un pastel de postre y sentirte llena por algunas horas.

Las carnes y el pescado también son saludables cuando puedes encontrar la variedad correcta. El salmón y el atún son los mejores por sus beneficios en Omega-3, pero si prefieres la carne roja, elije las variedades magras.

Administrar la salud de tu corazón puede ser tan simple como hacer pequeños ajustes en tu dieta, o puede requerir que realices una revisión completa de tu plan de nutrición. Ten en cuenta que también el ejercicio puede ayudar a proteger tu corazón.

*****

6.
La Nutrición que combate la inflamación

Aunque la inflamación no es necesariamente algo que acorte la existencia, sí es algo que deteriora rápidamente la calidad de vida. Nadie quiere vivir con el dolor que produce.

La inflamación es cuando el cuerpo trata de protegerte, pero termina creando dolor en su lugar. El cuerpo se enfoca en algo que necesita ser atacado, como células insalubres, y normalmente ayudaría a sanarte.

Pero la inflamación toma un giro equivocado cuando en realidad va demasiado lejos y la misma duele más que la infección. Puedes saber si tienes inflamación porque experimentarás dolor, hinchazón, gases, enrojecimiento y malas digestiones.

Puede beneficiarte, por ejemplo, si te lastimas la rodilla, porque te avisa el hecho de que has dañado los tejidos, por lo que te ayuda a no esforzar las articulaciones hasta que el tejido se sane.

Sin embargo, la inflamación es algo que dificulta la recuperación, y más inflamación se produce debido al brote inicial, por lo que necesitas algo para sofocar la inflamación y la comida puede ser tu ayudante.

La inflamación en sí misma no es una amenaza para la vida, pero se ha relacionado con otros problemas de salud como la diabetes y el cáncer. Si vas al médico por un problema de salud, encontrarás que muchos diagnósticos resultan tener algún nivel de inflamación, como una inflamación de la garganta debido a un resfriado común. Así que incluso si no es terminal, mantener la inflamación bajo control te ayudará a vivir una vida más saludable.

Alimentos tóxicos que causan brotes de inflamación

Al seguir nuestro régimen de eliminar alimentos y reemplazarlos para combatir con ellos la enfermedad, hay ciertos productos que querrás restringir o eliminar de tu dieta tanto como sea posible.

- Alcohol
- Frituras de todo tipo
- Carnes procesadas (jamones, salchichas, embutidos)
- Huevos
- Café

Si tienes artritis, es probable que tu médico te haya indicado que evites estos alimentos que empeoran la inflamación. Es típicamente beneficioso para ti que sigas una dieta del tipo mediterránea, una donde la carne es limitada y las frutas, los granos integrales y las verduras son primordiales.

La frescura de los alimentos también cuenta. Comer todas esas comidas pre-envasadas que son altas en azúcar y en sal empeorará tu inflamación y causarán más dolor en tu cuerpo.

Si está dentro de tus posibilidades, y si realmente deseas mejorar tu salud, considera cambiar a una dieta vegetariana. Las carnes tienden a enardecer la inflamación, así que si tienes que comer carne, pon una pequeña porción en tu plato y que no sea la atracción principal del mismo.

Las grasas saturadas que se encuentran en las proteínas animales realmente ayudan a crear inflamación porque contienen ácido araquidónico. Las noticias de los Estados Unidos recientemente divulgaron que las dietas que no tienen tanto de esta molécula tienen una incidencia más baja de brotes de inflamación.

Los productos lácteos también pueden ser inflamatorios para tu cuerpo. Cosas como mantequilla de grasa entera, queso, leche y yogur no hacen nada bueno para tu cuerpo, así que si no puedes evitar los productos lácteos, elige los que sean bajos en grasa o descremados.

Los edulcorantes, tanto los reales como los artificiales, también pueden causar inflamación en tu cuerpo.

Todo, desde pasteles fritos o incluso horneados hasta refrescos, pueden empeorar tus síntomas de dolor e hinchazón.

Los productos de trigo y de gluten pueden conducir a la inflamación creciente en tu cuerpo. Necesitas buscar alimentos sin gluten tanto como te sea posible para mantener la reacción adversa fuera tu cuerpo.

Muchas personas que sufren de condiciones de inflamación saben el efecto que el alcohol tiene en ellos. Por desgracia, este tipo de bebidas contiene una gran cantidad de azúcar, lo que contribuye a un nivel elevado de inflamación.

Sana tu cuerpo a través de alimentos no inflamatorios

Entonces, ¿qué debes comer para controlar y revertir los síntomas de la inflamación en el cuerpo? La clave es evitar que tu sistema se ataque a sí mismo, y eso significa aumentar la salud de tu cuerpo a nivel celular.

La comida puede ayudar mucho con todo esto.

Una vez más, la dieta mediterránea es la receta perfecta para el éxito cuando se trata de mantener la inflamación a raya. En lugar de carne con algo de grasa, elije pescado unas cuantas veces a la semana, el cual tiene mucha Omega-3, como el salmón o el atún.

La soja es una gran alternativa de la carne. Este alimento a base de plantas similar a los estrógenos ayuda a disminuir la inflamación en tu cuerpo. Pero todo depende de cómo es procesado. Trata de obtener versiones más naturales como tofu y edamame.

Comer alimentos como la espinaca, la col rizada, los nabos, berza o mostaza parda pueden tener un efecto positivo en tus problemas de inflamación. Contienen muchísima vitamina E, que protege tu cuerpo de las citosinas, aquellas moléculas que ayudan a que ocurra la inflamación.

Los lácteos son buenos para los huesos, pero los productos lácteos de grasa completa pueden causar esa inflamación que tanto deseas evitar. Algunas personas piensan, erróneamente, que tienen que mantenerse alejados de todos los productos lácteos, pero las opciones bajas en grasa o descremadas son buenas para ti.

Si no tienes ninguna reacción alérgica a los productos lácteos, entonces busca aquellos que tienen un doble beneficio para la inflamación, como el yogur con probióticos. Esto ayuda a calmar la inflamación en el intestino.

Los granos no siempre son buenos para ti, pero en el caso de la inflamación, los granos integrales pueden ayudar a reducir el dolor y la hinchazón. La fibra en granos integrales ayuda a suprimir la proteína C-reactiva, que ayuda a los brotes.

Las nueces también son un alimento que puede disminuir la inflamación en tu cuerpo. Busca nueces como nueces de California y almendras, que tienen muchísima fibra, calcio, ácidos grasos Omega-3 y vitamina E. También tienen antioxidantes para ayudar a reparar la inflamación en tu cuerpo.

Aquí hay un alimento que parece que causaría brotes de inflamación, pero que realmente cura el cuerpo: los pimientos. Puedes elegir los pimientos que no son picantes, como los morrones, o pimientos picantes como chile o pimienta de cayena.

La única cosa que lo hace picante, la capsaicina, realmente ayudará a tu dolor y colaborará para que baje la hinchazón. Los fabricantes incluso lo utilizan en cremas tópicas para la artritis y otros trastornos que produce la inflamación.

Esto es lo que necesitas saber sobre la inflamación, los tratamientos no son todos iguales. Una persona puede tener una reacción alérgica a algo y su inflamación empeora, mientras que otro se siente curado y sano después de intentar una solución nutricional en particular.

Tienes que hacer un seguimiento de lo que funciona y lo que no y adaptar tu dieta anti-inflamatoria a tus propias preferencias personales y reacciones. Elimina los alimentos que causan brotes y come más de aquellos que suprimen la inflamación en tu cuerpo.

*****

7.

Nutrición para aumentar tu memoria

Uno de los más temidos problemas de salud para muchos hombres y mujeres es la pérdida de la función cerebral. Los recuerdos en particular, son atesorados e insustituibles. Así que es importante que hagas todo lo posible para proteger tu mente.

La enfermedad de Alzheimer es una enfermedad de la

memoria que golpea particularmente duro, pero no es la única. Algunos ciudadanos envejecidos también sufren de formas más leves de demencia, pero tú puedes proteger tu mente de muchas maneras.

A algunas personas les gusta trabajar en su claridad mental y en la retención de la memoria mediante ejercicios basados en juegos de estrategia y rompecabezas. Jugar Sudoku, por ejemplo, puede ayudarte con la salud de tu cerebro.

Pero la comida también puede ayudar (o perjudicar) las diferentes funciones de tu memoria.

Librar tu cuerpo de las toxinas que roban tu memoria

El cerebro es un elemento muy sensible dentro de tu cuerpo. Las deficiencias pueden causar daños permanentes, pero también una pila de toxinas en tu cuerpo pueden llegar a perjudicar su función cognitiva. Debes saber lo que daña tu cerebro de modo que puedas substituirlo con alimentos que aumentan la memoria.

Una cosa que les preocupa a los científicos es que los hombres y las mujeres están consumiendo alimentos que dan lugar a la placa del cerebro. Similar a como la placa arterial puede bloquear el flujo sanguíneo y resultar en una grave enfermedad coronaria, se piensa que la placa del cerebro puede dañar tu memoria.

La revista científica "Nutritional Neuroscience" informó sobre una investigación acerca de una proteína llamada beta amiloide, que es un síntoma de placa cerebral. Cuando tu cerebro es capaz de romper esta proteína, no sufre de pérdidas de memoria como lo hace cuando el cerebro es incapaz de romperla, sino que se endurece y se acumula.

En lugar de fortalecer sus conexiones, las células comienzan a morir, y finalmente comienzan a mostrar signos de deterioro, los cuales se pueden observar cuando entras en una habitación y olvidas por qué entraste allí, o no saber cómo conducir de vuelta a casa desde lugares familiares.

El azúcar es una cosa que tiene el potencial de dañar tus capacidades de memoria. Cuando pensamos en la ingesta de azúcar, por lo general estamos preocupados por la diabetes y la obesidad, pero la mala noticia es que también perjudica la función cerebral.

El Journal of Physiology publicó una investigación sobre cómo el alto consumo de azúcar conduce a un deterioro cognitivo a largo plazo, y se descubrió que los productos como refrescos azucarados y pasteles eran en su mayoría los culpables, no así aquellos que contenían azúcares naturales, tales como los que se encuentran en la fruta dulce. En los investigación, las ratas de laboratorio que mostraron signos de enfermedad por alto consumo de azúcar fueron ayudadas significativamente cuando los ácidos grasos Omega-3 se introdujeron en sus dietas.

Algunos de los alimentos que sabemos están relacionados con la obesidad (grasas trans en patatas fritas, grasas sólidas y dulces) también pueden hacer un daño irreparable a la mente del ser humano. La investigación ha demostrado que la función de la memoria disminuye para aquellos que comen una dieta plagada de estas sustancias. No solo eso, sino que también muestran menos volumen cerebral, y estas personas tienen menor puntuación en las pruebas que se realizaron.

Los alimentos procesados son perjudiciales para tus necesidades nutricionales cuando se trata de reparar o retener la función de la memoria. Para tener larga vida debes seguir una dieta rica en fuentes de alimentos frescos no pre-envasados.

Obtén muchos de estos alimentos para aumentar la función cerebral

Cada vez que tu cuerpo está con niveles bajos de vitamina B12 y hierro, tu mente no funciona tan ágilmente como debiera, y eso incluye recordar la información a corto o largo plazo. Los alimentos que proporcionan muchos de estos nutrientes pueden ayudar significativamente.

Los investigadores dicen que es crucial para la mente que preserves las conexiones de las células nerviosas, y los antioxidantes pueden ayudarte en ese sentido. Puedes obtener estos en diversas frutas y verduras que consumes diariamente.

En los estudios de laboratorio, la ciencia demostró que los seres vivos que consumían un montón de bayas, hojas verdes y alimentos llenos de vitamina E sufrieron menos casos de pérdida de memoria que los que no lo hicieron.

Los ratones que fueron alimentados con una dieta de arándanos en lugar de la comida de rata habitual mostraron habilidades significativas para romper la proteína amiloide que se acumuló en otros roedores (que sufrieron deterioro cognitivo).

Así que sabemos que las bayas tienen antioxidantes y

un poderoso efecto en el cerebro humano para evitar la pérdida de memoria en muchos casos. Tu cerebro tiene que proteger las conexiones existentes, pero también necesita curar cualquier lesión que se haya producido.

Se ha demostrado que los arándanos protegen la parte del cerebro que proporciona acceso a tus recuerdos a corto plazo. También ayudan con la creación de la neurogénesis, que permite el almacenamiento de nuevos recuerdos.

Cuando estés planeando tus comidas, debes incluir alimentos que ayuden a que la comunicación en tu cerebro fluya, y que esos alimentos puedan a su vez mantener el número de células sanas que ya tienes. Debes elegir una dieta que ayude a todo el cuerpo a funcionar en su mejor capacidad. Para mantener las cosas en plena forma, necesitas que lleguen a tu cerebro mucho flujo de sangre y oxígeno.

A menudo escuchamos a la gente hablar de una dieta saludable para el corazón, pero también debes asegurarte de que estás añadiendo a tu menú alimentos saludables específicamente para el cerebro. Los flavonoides (que se encuentran en alimentos como la col rizada y otros vegetales frondosos), ayudan a mantener la memoria.

Otros alimentos flavonoides que deseas agregar a tu dieta son:

- Bayas
- Melocotones
- Peras
- Frijoles negros y pintos
- Cebolla roja
- Manzanas
- Repollo
- Tomates
- Perejil

El folato también estimula el cerebro. Querrás consumir un montón de alimentos con ácido fólico con vitamina B12. Esto significa comer alimentos como los siguientes:

- Espinaca
- Espárrago
- Frijoles blancos

- Lentejas

- Brócoli

- Cereales enriquecidos con ácido fólico

No te preocupes si crees que es demasiado tarde para revertir cualquier signo de daños en tu memoria. Cada vez que puedas ayuda a limpiar y reparar los nervios y las células con una buena nutrición, y estarás restaurándolos a una buena salud, por lo que pronto podrás ver signos de mejora.

*****

8.

Nutrición para el control y la curación del cáncer

"Han pasado ya más de 20 años desde que el médico me dijo que tenía cáncer de colon (un tumor del tamaño de una pelota de béisbol se encontró debajo de mi caja torácica izquierda). Cuando escuché por primera vez la palabra cáncer me golpeó el terror.

Estaba asustado porque sabía lo que estaba enfrentando. Como pastor de una congregación, me había sentado a la cabecera de muchas víctimas de cáncer y llevado a cabo sus funerales a lo largo de mi ministerio. Y yo había visto recientemente a mi propia madre morir una muerte lenta y tortuosa debido a esta enfermedad. Después de que su cáncer de colon se trató con quimioterapia, radiación y cirugía, negándome a someter a mi cuerpo a los mismos tratamientos médicos que yo sentía que habían ayudado a matar a mi mamá, busqué una alternativa.

Afortunadamente tengo un amigo predicador en Texas llamado Lestor Roloff que me animó a simplemente cambiar mi dieta. Me dijo que tenía que adoptar un régimen vegetariano compuesto en gran parte de frutas y verduras crudas. Tendría que cambiar mi estilo de vida y ¡beber mucho jugo de zanahoria recién extraído! Sonaba muy simple, pero tomé su consejo y desde esa noche cambié mi dieta drásticamente, y casi inmediatamente comencé a ponerme bien.

En tan sólo un año, no sólo mi cáncer desapareció, sino también todos mis otros problemas físicos. Estos incluyen la presión arterial alta, sinusitis severa y problemas de alergia, hemorroides, hipoglucemia, fatiga, espinillas, ¡incluso el olor corporal y la caspa!"

Haciendo hincapié en la sabiduría de la dieta de las frutas y verduras crudas del libro de Génesis 1:29, transmitida a la humanidad en la historia del Jardín del Edén, el Reverendo Malkmus enseña que Dios creó nuestros cuerpos para auto-sanarse y que esta curación funciona mejor cuando damos nutrición a nuestros cuerpos en forma de alimentos crudos, como Dios quiso.

El Reverendo Malkmus enseña que cuanto más la humanidad se desvía de la dieta original de Génesis 1:29, que consiste en frutas y verduras crudas, más probable es que se produzca la enfermedad. Él enfatiza que las frutas y verduras crudas son los alimentos por los cuales nuestro Creador pretendía que seamos nutridos y sostenidos en perfecta salud, y que Génesis también afirma que Dios quiere que obtengamos este alimento con "el sudor de nuestro rostro" (lo que implica algún tipo de ejercicio).

Este pastor también recuerda a los cristianos que nuestros cuerpos son el "templo de Dios", y que, "si alguno profana el templo Dios lo destruirá...". Dice Malkmus: "Nuestro cuerpo es un organismo vivo compuesto de células vivas, y las células vivas requieren alimento vivo (alimento crudo) para funcionar correctamente. Todos los alimentos cocinados son comida muerta y carecen de casi cualquier nutrición.

También he aprendido que la manera más rápida de restaurar el cuerpo para el bienestar no es a través de la alimentación de alimentos crudos, sino también por el consumo de grandes cantidades de jugos de verduras crudas, recién extraídas. Los jugos tal vez no curan, pero lo que hacen es proporcionar al cuerpo con materiales de construcción concentrados para que el cuerpo pueda sanarse a sí mismo. La primera parte del cuerpo que se restaurará cuando se le da los nutrientes adecuados es el sistema inmunológico. Como el sistema inmune restaura, a continuación busca los puntos problemáticos en todo el cuerpo y comienza a curarlos. Y no importa cuáles sean los síntomas, el cuerpo se autocura cuando detenemos la ofensa y proveemos a las células del cuerpo con los materiales de construcción adecuados", concluye el pastor George H. Malkmus, autor de "La manera de Dios para obtener perfecta salud" (God's Way to Ultimate Health) e inventor de la dieta "Hallelujah Acres".

Cáncer. Es una de las palabras más temidas en nuestro vocabulario y sin importar de qué tipo es o cuán temprano se haya detectado, golpea el miedo en nuestros corazones. Nadie es totalmente inmune al cáncer, ya que puede afectar en ambos sexos a cualquier edad.

Los expertos ahora saben que hay maneras de reducir nuestro riesgo. Parte de eso proviene de la detección temprana y cuidarse, haciéndonos una revisación médica frecuente. Eso es preventivo y salva vidas.

Tal vez no hay nada que puedas hacer en cuanto a las cualidades hereditarias, pero se sabe que mantener el cuerpo en forma y hacer ejercicio es otra manera de mantener a raya al cáncer.

La comida es otra cosa que puedes controlar para mantener a raya el riesgo de desarrollar cáncer. No sólo se trata de los tipos de alimentos que comes (o los que no comes para protección), sino también de la forma en que esos alimentos se cocinan.

Las parrillas de carbón pueden hacer que la comida tenga un sabor maravilloso, pero el método de cocción de carbonizar el alimento aumenta el riesgo de que el cuerpo desarrolle cáncer, incluso cuando pensabas que el asado a la parrilla era naturalmente saludable.

Son las altas temperaturas las que causan el mayor daño, por lo que si haces tu comida a la parrilla, no la cocines demasiado ni la carbonices hasta el punto en que se desprendan los químicos que causan el cáncer y se liberen en el cuerpo.

Libérate de las toxinas que causan el cáncer.

Los alimentos en leve moderación no van a dañar tu salud a un grado serio. Disfrutar del capricho ocasional está bien, pero no hagas que estos alimentos formen parte de tu dieta regular, porque ahí es cuando se vuelven tóxicos.

Las carnes son generalmente alimentos que causan cáncer, especialmente si se procesan, como la carne para sándwiches (como los embutidos), las salchichas, el chorizo y todos sus derivados. El tocino es uno de los peores transgresores, y es altamente perjudicial debido al nitrato de sodio que contiene, junto con todos los aditivos y conservantes que se le agregan al crearlo.

Cuando los nitratos entran en tu cuerpo pueden convertirse en nitrosaminas. Estos hacen que se desarrolle el cáncer, y la investigación ha demostrado que los consumidores de carne procesada son dos veces más propensos a sufrir de cáncer colorrectal, más probabilidades de tener cáncer de estómago y también tienen un mayor riesgo de contraer cáncer de páncreas.

Incluso si no es procesada, la carne roja puede ser un desencadenante de cáncer de todos modos. El consumo de carne vacuna se ha relacionado con los cánceres anteriores, así como también cáncer de próstata, cáncer de colon y de mama.

Si estás tratando de mantener el cáncer a raya, la carne no es lo único que tienes que evitar. También necesitas alejarte de todos los alimentos fritos. El conjunto de los alimentos procesados, desde las patatas fritas a las rosquillas que tanto te apetecen, ayudan a contribuir al cáncer en tu cuerpo.

Los alimentos para merendar a menudo tienen carcinógenos en ellos que se liberan nuevamente durante altas temperaturas. Esta es una razón por la cual muchos defensores de la salud siguen una dieta de alimentos en su mayoría cruda, porque cocinar no sólo destruye los nutrientes, sino que activa los elementos causantes del cáncer.

No sólo las patatas tienen este producto químico - acrilamida- en ellas. Muchos alimentos que se calientan a altos grados terminan con este peligro unido a ellos, pero las patatas son las más susceptibles a ella.

El azúcar no sólo conduce a la obesidad, sino que contribuye al desarrollo del cáncer. El azúcar es conocido por alimentar las células cancerosas, y puede acelerar el desarrollo del cáncer en todo tu cuerpo.

Tú desearás hacer todo lo posible para reducir el proceso de esta terrible enfermedad en tu organismo. Las células en general se sienten atraídas por el azúcar, incluso las células buenas de tu cuerpo. Pero las células cancerosas toman ese azúcar y lo usan para aumentar su poder y destruir lo que quede sano de tu cuerpo.

La investigación sobre el azúcar y su conexión con el cáncer ha demostrado que los hombres y las mujeres que consumen más azúcar y alimentos más altos en índice glucémico son más propensos a desarrollar cáncer.

¿Qué tipos de cánceres causan las dietas altas en azúcar?

- Páncreas

- Piel

- Uterino

- Urinario

- Mama

Después de las enfermedades del corazón, el cáncer es el segundo mayor asesino de hombres y mujeres en los Estados Unidos de América. Así que no sólo necesitas deshacerte de las toxinas, sino que también tienes que aprender a alimentar adecuadamente tu cuerpo para protegerlo.

Cómo prevenir el crecimiento de las células cancerosas

Estudios recientes muestran que las dietas ricas en proteínas animales están vinculadas a un mayor riesgo de cáncer. Pero para aquellos que tienen más de 65 años, las reglas cambian. Si comes carne, asegúrate de que es carne de vacuno alimentado a hierba. Ese tipo de carne contiene ALC, que significa ácido linoleico conjugado, que los investigadores creen ayuda a luchar contra el desarrollo de células cancerosas.

Como lo mencioné anteriormente, para protegerte del desarrollo o crecimiento de las células cancerosas, es necesario que te asegures de consumir alimentos que potencien (o fortalezcan) tu cuerpo a nivel celular. Eso significa centrarse en los antioxidantes.

Estos son el tipo de alimentos que inhiben la oxidación en tus células. La oxidación ayuda a las células cancerosas a generar y prosperar dentro de tu cuerpo, causando estragos en las células sanas hasta que empiezas a mostrar signos y síntomas de la enfermedad.

Las nueces son buenísimas para la protección del cáncer. Cacahuetes y almendras tienen vitamina E, que ayuda a reducir la aparición del cáncer. Los suplementos de vitamina E no tienen el mismo efecto en tu cuerpo.

Tu cuerpo necesita fibra para funcionar correctamente, por lo que necesitas comer muchos granos integrales (no granos blancos) que ayudarán a eliminar las toxinas y mantener tu sistema limpio.

Las frutas como el pomelo, las bayas y las naranjas proporcionan protección antioxidante para tu cuerpo. Debes elegir alimentos ricos en vitamina C, ya que la misma desempeña un papel importante en mantener el crecimiento de células de cáncer bajo control.

Las bayas en particular son conocidas por sus fuertes antioxidantes, y el arándano azul es el número uno.

Los arándanos rojos le siguen y son el numero dos. Ambas bayas contienen una alta dosis de antioxidantes que combaten el cáncer.

Las verduras que hacen lo mismo incluyen a los pimientos morrones y el brócoli. Las patatas dulces también ayudan mucho cuando se trata de luchar contra el cáncer. El beta caroteno en ellos es lo que ayuda tanto.

Para darle a tus células los nutrientes que necesitan para luchar contra la enfermedad en tu cuerpo tú necesitas consumir alimentos frescos, porque los suplementos no pueden reemplazarlos, ya que no son un sustituto lo suficientemente bueno.

No sólo dependas de la comida en tu lucha para mantenerte saludable contra la enfermedad. Además de los alimentos sólidos, las hierbas y especias también pueden ayudar a mantenerte sano por más tiempo. Recuerda que también pueden servir como agentes anti-inflamatorios y antioxidantes.

Mantener tu salud intacta es una carga que tal vez sientes que cae sobre tus hombros, pero la medicina tradicional sólo puede hacer hasta cierto punto para ayudarte en caso de una desgracia. En última instancia, depende de ti el alimentar tu cuerpo con todo lo que necesita para sobrevivir y protegerlo de los residuos tóxicos que le impiden hacer su trabajo.

*****

Conclusión

Hemos visto la mejor defensa que le puedes dar a tu cuerpo y que los médicos no nos enseñan cómo vencer la enfermedad a través de la nutrición, pues ellos rara vez hablan en profundidad sobre la medicina preventiva.

Has aprendido a empoderarte para combatir la enfermedad con los alimentos y a acomodar tu plan de nutrición según tus necesidades, porque es hora de que estés en completo control de tu salud.

Ahora que conoces la base para una salud nutricional antes de que la enfermedad se establezca, y que estás al tanto de los alimentos que son tóxicos para el cuerpo, es hora de que adoptes un plan nutricional básico para mejorar tu salud.

Te recomiendo consultar con tu médico de cabecera y un buen nutricionista acerca de las mejores opciones que tienes disponibles.

Espero que hayas disfrutado de la lectura de este material, pero sobre todo, espero que te ayude a comenzar el cambio que necesitas para lograr una salud estable y duradera para tu vida y la de todos aquellos que te rodean.

*****

Bibliografía

Se listan a continuación algunos de los recursos utilizados para la creación de esta obra:

https://www.mindbodygreen.com/0-7440/how-i-cured-my-asthma-naturally-why-ill-never-use-an-inhaler-again.html

http://www.drjaywortman.com/

https://www.youtube.com/watch?v=zjUdtK6ukqY

http://www.healingcancernaturally.com/nutrition4.html

Estimado Lector

Nos interesan mucho tus comentarios y opiniones sobre esta obra. Por favor ayúdanos comentando sobre este libro. Puedes hacerlo dejando una reseña en la tienda donde lo has adquirido.

Puedes también escribirnos por correo electrónico a la dirección **info@editorialimagen.com**

Si deseas más libros como éste puedes visitar el sitio de **Editorialimagen.com** para ver los nuevos títulos disponibles y aprovechar los descuentos y precios especiales que publicamos cada semana.

Allí mismo puedes contactarnos directamente si tiene dudas, preguntas o cualquier sugerencia. ¡Esperamos saber de ti!

Más Libros del Autor

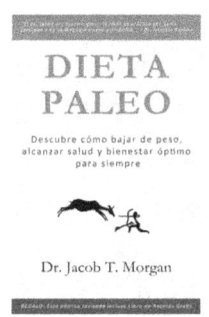

Dieta Paleo - Descubre cómo bajar de peso, alcanzar salud y bienestar óptimo para siempre

Luego de ver a qué se le llama dieta paleolítica, sus virtudes y beneficios, veremos temas de importancia, tales como la preparación para su dieta Paleo, cómo manejar los antojos y los síntomas y le ayudaremos en la planificación de su dieta, y cuidar de sí mismo.

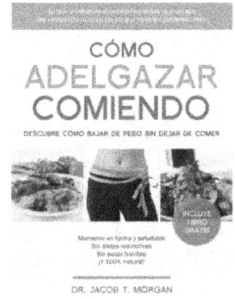

Cómo Adelgazar Comiendo - Descubre cómo perder peso sin dejar de comer

Secretos detrás de la forma real y efectiva para perder peso. Varias estrategias que te ayudarán a deshacerte de esos kilos de más, para siempre – sin pasar ni un solo día de hambre.

Más Libros de Interés

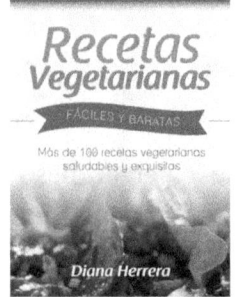

Recetas Vegetarianas Fáciles y Baratas - Más de 100 recetas vegetarianas saludables y exquisitas para toda ocasión.

Un recetario que contiene una selección de recetas vegetarianas saludables y fáciles de preparar en poco tiempo.

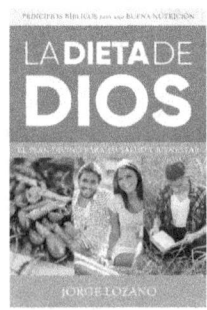

La Dieta de Dios – El plan divino para tu salud y bienestar

Es hora de que rompamos la miserable barrera nutricional y empecemos a disfrutar de la buena salud y el bienestar que Dios quiere que tengamos. Principios bíblicos para una buena nutrición y fundamentos para edificar un cuerpo fuerte y sano para disfrutar de la vida.

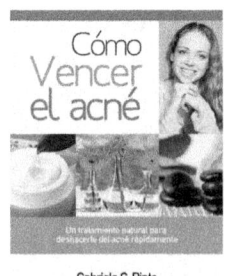

Cómo Vencer el Acné - Un tratamiento natural para deshacerte del acné rápidamente

Si sufres de acné, ya sabes cuán doloroso y humillante puede ser padecer de granos, barros o cualquier tipo de irritación de la piel. Y probablemente ya has probado todo para mejorar tu afección.

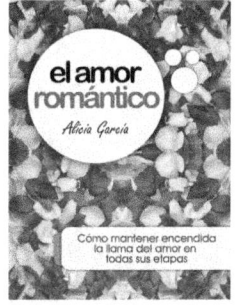

El amor romántico - Cómo Mantener Encendida la Llama del Amor en Todas sus Etapas.

¿Qué podemos hacer para mantener vivo el romance? Con tantos matrimonios que terminan en divorcio, ¿cómo logramos ser diferentes? ¿Cómo tenemos una relación satisfactoria que dure toda la vida

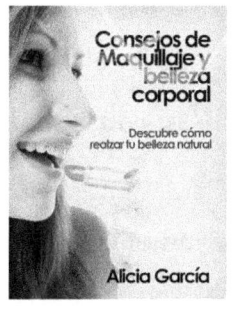

Consejos de Maquillaje y Belleza Corporal - Descubre cómo realzar tu belleza natural

Consejos para un maquillaje perfecto. Quiero invitarte a que conozcas los pasos para que tu maquillaje luzca impecable en esos momentos especiales y además dejarte consejitos adicionales. - Cuidados de la piel.

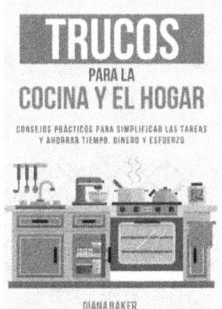

Trucos para la Cocina y el Hogar – Consejos prácticos para simplificar las tareas y ahorrar tiempo, dinero y esfuerzo.

Nuestra vida agitada pide que simplifiquemos nuestras tareas. Más de 650 trucos o pequeñas ayudas pero con largo alcance. Consejos referentes a los alimentos, limpieza, jardín, el coche y mascotas.

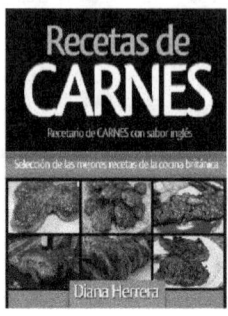

Recetas de Carnes - Selección de las mejores recetas de la cocina británica

La carne es la protagonista en la mayoría de los platos de muchas culturas. Más de 90 de las más populares recetas que incluyen aves y caza, tartas con carne, recetas de carne con gelatina, salsas y rellenos para las carnes.

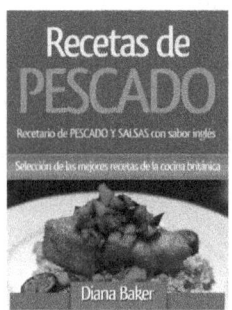

Recetas de Pescado y Salsas con sabor inglés

Recetas populares y a la vez muy fáciles, de la cocina británica. El recetario presenta diferentes maneras de cocinar el pescado, como así también tartas de pescado y salsas para acompañar el pescado.

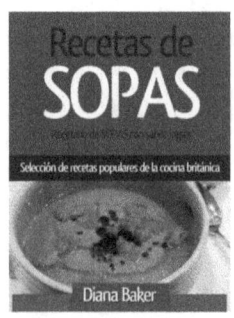

Recetas de Sopas con sabor inglés

La sopa es un plato saturado de proteínas y nutrientes, es muy fácil de elaborar y además, apetece a cualquier hora del día. En la dieta inglesa la sopa es muy importante. Este recetario ofrece una variedad de recetas populares y deliciosas de la cocina británica.

www.ingramcontent.com/pod-product-compliance
Lightning Source LLC
LaVergne TN
LVHW011731060526
838200LV00051B/3130